SITZUNGSBERICHTE DER SÄCHSISCHEN AKADEMIE
DER WISSENSCHAFTEN ZU LEIPZIG

Mathematisch-naturwissenschaftliche Klasse
Band 122 · Heft 5

UWE-FRITHJOF HAUSTEIN, KONRAD HERRMANN,
VOLKER ZIEGLER

DIE PROGRESSIVE SKLERODERMIE – MODELL EINER IMMUNOLOGISCH DYSREGULIERTEN FIBROSE

Mit 23 Abbildungen

AKADEMIE VERLAG

Vorgetragen in der Sitzung am 12. Januar 1990
Manuskript eingereicht am 9. Februar 1990
Druckfertig erklärt am 8. Januar 1991

ISBN 3-05-501334-4
ISSN 0371-327X

Erschienen in der Akademie Verlag GmbH, O-1086 Berlin (Federal Republic of Germany),
Leipziger Straße 3–4
Gesamtherstellung: Druckerei »G. W. Leibniz« GmbH,
O-4450 Gräfenhainichen
Bestellnummer: (2027/122/5)
Printed in the Federal Republic of Germany

Die progressive Sklerodermie (PS) stellt eine seltene, zumeist generalisierende Erkrankung dar, die das Bindegewebe der Haut und inneren Organe befällt. In letzter Zeit hat die PS als Studienmodell für pathophysiologische Vorgänge, die zu Fibrose und Sklerose führen, größere Aufmerksamkeit erlangt. Außerdem hat die Charakterisierung von sehr spezifischen Autoantikörpern bei PS-Patienten die Fragen nach deren Einfluß auf grundsätzliche Zellfunktionen neu belebt.

Epidemiologie

Im Vergleich zu anderen chronischen Gefäßbindegewebserkrankungen kommt die PS relativ selten vor. Allerdings wird ihre Häufigkeit auf Grund der uncharakteristischen Frühsymptome, die leicht übersehen werden, eher unterschätzt. In den neuen Bundesländern dürften etwa 500 bis 700 Patienten an PS erkrankt sein. Frauen sind 3mal häufiger betroffen als Männer. Die PS manifestiert sich bei Frauen im 4., bei Männern im 5. Lebensjahrzehnt und zeigt eine 5-Jahresüberlebensrate zwischen 34 und 73 % (MEDSGER und MASI, 1971). In den USA sterben jährlich im Durchschnitt 2,1 bis 2,8 Kranke/1 Million Einwohner (MEDSGER und MASI, 1971). Die Prognose wird in erster Linie durch den Befall der Lungen (Fibrose, Pneumonie) und Nieren (Hypertension, Urämie) bestimmt.

Definition und Klassifikation

Entsprechend der Amerikanischen Vereinigung der Rheumatologen (ARA) ist die PS wie folgt definiert:

Major Kriterium: Proximale Sklerodermie

Minor Kriteria: Sklerodaktylie, Lungenfibrose, grübchenartige Narben der Finger.

Die PS stellt eine sehr heterogene Krankheit mit einer großen Variationsbreite klinischer Symptome beim Einzelpatienten dar. Daher ist es nicht verwunderlich, daß mehrere Versuche unternommen wurden, die klinisch unterschied-

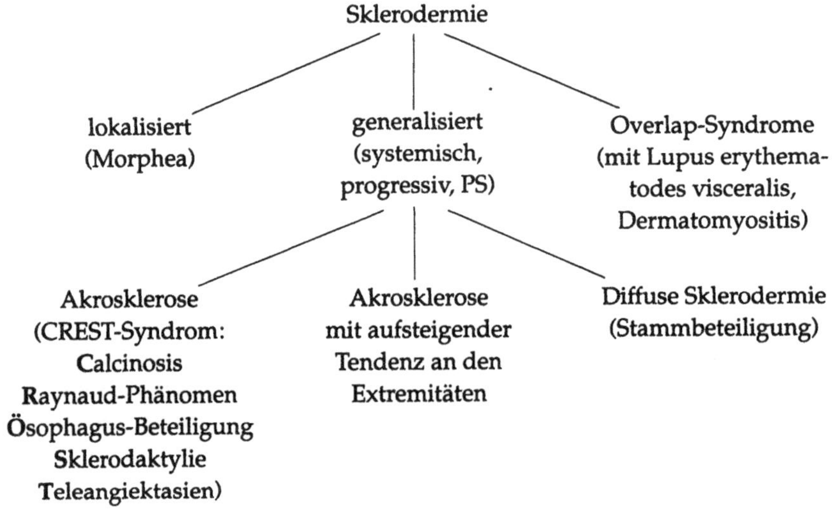

Abb. 1. Das klinische Spektrum der Sklerodermie

lichen Formen (Abb. 1) zu klassifizieren. Im Jahre 1988 haben LEROY et al. (21) eine Einigung erzielt, nach der gewissermaßen 2 polare Untergruppen der PS herausgestellt werden:

Limitierte PS der Haut

- Raynaud-Phänomen für Jahre und Jahrzehnte
- Hautbeteiligung der Hände, des Gesichts, der Füße (und Unterarme)
- Späte pulmonale Hypertension mit oder ohne interstitielle Lungenerkrankung, Trigeminusneuralgien, Hautverkalkungen, Teleangiektasien
- Hohe Inzidenz von Antizentromer-Antikörpern (70–80 % der Patienten)
- Erweiterte Nagelfalzkapillarschlingen, ohne Kapillarverlust

Diffuse PS der Haut

- Beginn des Raynaud-Phänomens innerhalb eines Jahres mit den Hautveränderungen
- Hautbeteiligung des Stammes und der Hände
- Sehnenreiben
- früher Beginn der interstitiellen Lungenerkrankung, des oligurischen Nierenversagens, des diffusen Gastrointestinalbefalls und der Myokardbeteiligung

- Fehlen von Anticentromer-Antikörpern
- Nagelfalzkapillarerweiterung und -zerstörung
- Antitopoisomerase-Antikörper (30 % der Patienten)

Bei manchen Formen der PS stehen die vaskuläre Komponente, bei anderen wieder die entzündlichen bzw. immunologischen Veränderungen im Vordergrund (WINKELMANN, 1976). Andererseits kann vom zeitlichen Verlauf der PS ein akut ödematöses, von einem subakuten indurativen und einem chronischen atrophischen (ausgebrannten) Stadium unterschieden werden (HAUSTEIN et al., 1986; HERRMANN et al., 1982a, b).

Klinisches Bild

In den pathogenetischen Prozeß der Fibrose können alle Bindegewebe enthaltenden Organe einbezogen werden, bevorzugt aber die Haut, der Gastrointestinaltrakt, Herz, Lunge und Niere sowie die Gefäßwände als weiteres generalisierendes Phänomen. Dem Hautbefall gehen häufig uncharakteristische Arthritiden der Fingergelenke sowie das RAYNAUD-Phänomen um Monate bis Jahre voraus. Initial erscheint die Haut der Finger (der Hände, des Gesichtes und der Unterarme) verdickt, geschwollen und leicht gerötet. Die Beweglichkeit der Finger wird durch die sich entwickelnde Sklerose eingeschränkt. Später treten Pigmentverschiebungen,

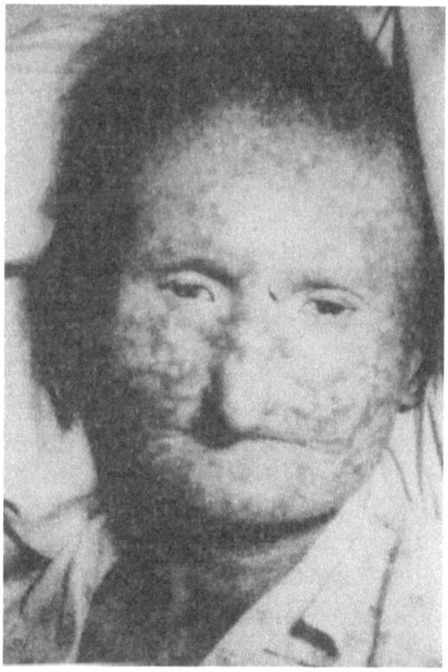

Abb. 2. Sklerose der Haut mit Teleangiektasien, Mikrocheilie sowie mimische Starre des Gesichtes bei progressiver Sklerodermie

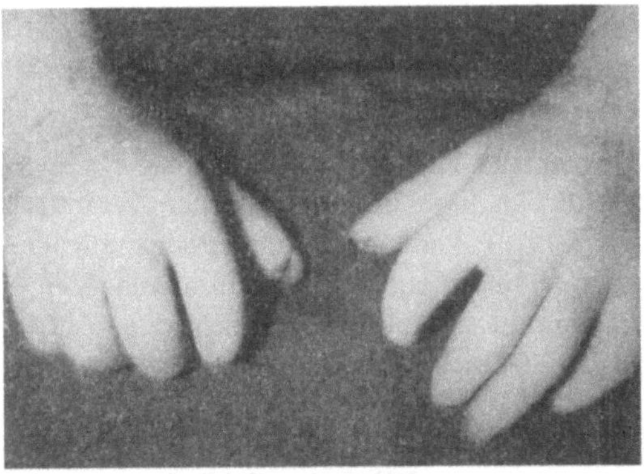

Abb. 3. Sklerodaktylie mit dermatogenen Bewegungseinschränkungen der Fingergelenke bei progressiver Sklerodermie

Teleangiektasien, schlecht heilende Ulzerationen der Fingerspitzen und Atrophie hinzu. Letztere wird auch von Haarverlust und Anhidrosis begleitet (Abb. 2, 3).

Im Krankheitsverlauf wird die Mundöffnung erschwert (Mikrostomie), die Lippen werden verkleinert (Mikrocheilie), und das Zungenbändchen wird sklerosiert bzw. verkürzt (Abb. 4).

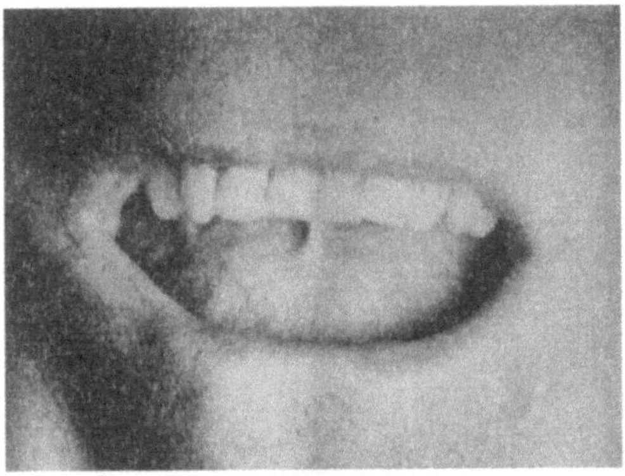

Abb. 4. Mikrostromie sowie Verkürzung und Verdickung des Zungenbändchens bei progressiver Sklerodermie

Die periungualen Teleangiektasien sind Zeichen der erweiterten Nagelfalzkapillaren, die mittels Kapillarmikroskopie als ein wertvolles diagnostisches Frühphänomen objektiviert werden können. Gelegentlich finden sich Kalkeinlagerungen im Bereich der Haut der Hände (Crest-Syndrom, Akrosklerose, Typ I) und der Extremitäten. Wenn die Hautveränderungen über die Extremitäten aufsteigen (Typ II) und den Stamm einbeziehen, oder gar primär generalisierend am

Tabelle 1

Manifestationen der progressiven Sklerodermie an inneren Organen und deren Symptome

Ösophagus (häufig, bis zu 90 %):	Hypomotilität Peptische Ösophagitis Fibrotische Strikturen
Magen–Darm (weniger häufig):	Ulzera Megacolon Rektalprolaps Malabsorption Blutung
Leber (selten):	Noduläre regenerative Hyperplasie Portale Hypertension
Pankreas (selten):	Malabsorption
Herz (relativ häufig, bis zu 80 % bei Autopsien):	Endothelschädigung der Koronarien Mycardfibrose Dyspnoe Angina pectoris plötzlicher Tod
Lungen (relativ häufig, bedeutsam):	Interstitielle Entzündung Vaskulitis Fibrose Reduziertes Atemvolumen verminderte Diffusionskapazität Pulmonale Hypertension
Niere (3–5 %, bedeutsam):	Gefäßfibrose Fibrinoide Nekrose Obliteration der Lumina Immunkomplexablagerungen Proteinurie Hypertension Urämie
Gelenke (häufig):	Schmerzen Entzündung Periartikuläre Verkalkung
Knochen (gelegentlich):	Akroosteolyse Juxtaartikuläre Osteoporose
Sehnen (gelegentlich):	Fibrosen Sehnenreiben
SJÖGREN-Syndrom (rel. häufig, 5–90 %):	Trockenheit seitens der Speichel- und Tränendrüsen Ro(SSA) und La(SSB)-Antikörper pos.
Muskel (25–40 %):	Polymyositis Muskelschwäche Muskelschmerz Overlapping-Syndrom: Sklerodermatomyositis

Stamm beginnen (Typ III), sind der Organbefall sehr ausgedehnt und die Prognose als besonders schlecht einzuschätzen.

Die Krankheitsmanifestation der inneren Organe und ihre Symptome sind aus der Tabelle 1 ersichtlich.

Pathologisch-anatomisch findet man in der Haut initial diskrete perivaskuläre, aus Lymphozyten, Monozyten und Histiozyten bestehende Infiltrate, später fallen sklerotische, homogene oder hyalinisierte Bündel von Kollagen auf, das sich dicht gepackt bis in das subkutane Fettgewebe erstreckt. Die Schweißdrüsen sind atrophisch, die Hautgefäße weisen verdickte und hyalinisierte Gefäßwände auf. Elektronenmikroskopisch sieht man dünne irreguläre Kollagenfasern von 10–30 mm Durchmesser bei regelrecht erhaltener Querstreifung, woraus eine Linksverschiebung im Histogramm resultiert.

Pathogenese

Pathogenetisch müssen folgende Faktoren bzw. Komplexe betrachtet werden, deren Zusammenspiel gestört zu sein scheint (Abb. 5).

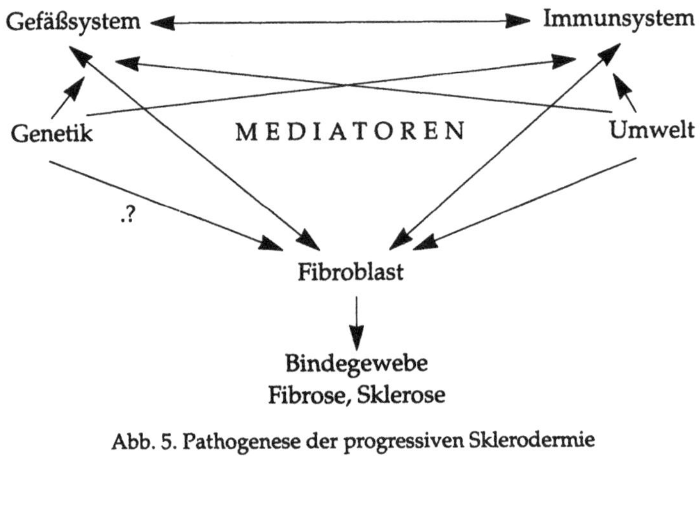

Abb. 5. Pathogenese der progressiven Sklerodermie

1. Genetischer Hintergrund

Seine Bedeutung wird durch familiäre Häufungen, Manifestationen bei Zwillingen, Assoziationen mit den HLA A_1, B_8, DR_5 und DR_3 (Black et al., 1984) sowie der erhöhten Chromosomen-Instabilität (Emerit et al., 1973) unterstrichen.

Beim sogenannten CREST-Syndrom, das durch Calcinose, Raynaud-Phänomen, Ösophagusdysmotilität, Sklerodaktylie und Teleangiektasien charakterisiert wird, kommen gehäuft DR_5- und DR_1-Antigene sowie Antizentromer-Antikörper vor (BLACK et al., 1984). Diese Befunde machen wahrscheinlich, daß ein bestimmter Genotyp die Entwicklung einer Sklerodermie begünstigt, zumal das Vorkommen spezieller Antikörper bei verschiedenen Typen der PS unterschiedliche Immunantworten auf pathogenetische Reize anzuzeigen mag.

2. *Gefäßsystem*

Neben dem RAYNAUD-Phänomen wurden Veränderungen der Kapillaren in Form der Verdickung ihrer Wände (Abb. 6) und der Reduzierung ihrer Anzahl (Devaskularisation) beschrieben, darüber hinaus aber auch Lücken zwischen den Endothelzellen, perivaskuläre entzündliche Infiltrate (FLEISCHMAJER und PERLISH, 1980; HAUSTEIN, 1976). Lymphotoxine gegen Endothelzellen (KAHALEH et al., 1979), Antikörper gegen Bestandteile der Gefäßwände (Kollagen Typ IV) sowie die erhöhte Freisetzung von Mediatoren aus Endothelzellen und Thrombozyten (Transforming growth factor β, Platelet-derived growth factor) und von Serumfaktoren, die die Freisetzung von Prostazyklin F1α aus Endothelzellen

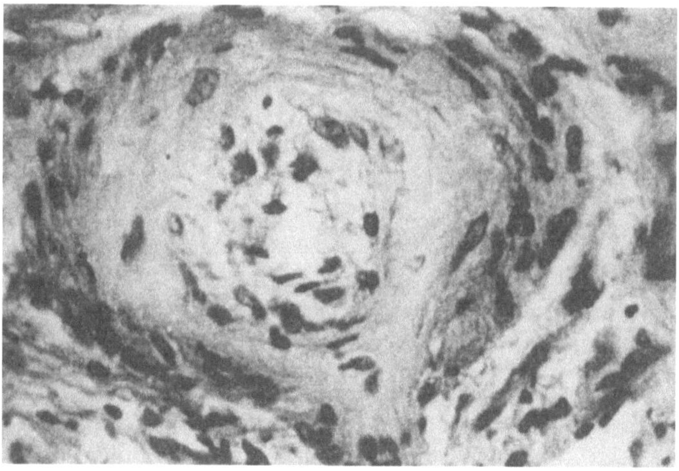

Abb. 6. Schwellung der Endothelien, Verdickung der Wand (Fibrose) sowie Lumeneinengung einer sublobulären Arteriole der Niere bei progressiver Sklerodermie

hemmen (RUSTIN et al., 1987; RUSTIN et al., 1990). Die Schädigung der Endothelzellen begünstigt die Aggregation der Thrombozyten und auf Grund der Permeabilitätssteigerung die erhöhte Passage von Serumfaktoren und Entzündungszellen ins perivaskuläre Gewebe. Außerdem ist die Adhäsion der

Thrombozyten an Kollagen bei der PS erhöht (KAHALEH et al., 1985). Die Kapillaren scheinen ein erstes wichtiges Ziel der Pathogenese darzustellen und durch Freisetzung von Zytokinen direkten Einfluß auf die Aktivität der Fibroblasten zu nehmen.

3. *Immunsystem*

Das Immunsystem zeigt kein grundsätzlich einheitliches Verhalten. Bei einer Vielzahl von Patienten werden Autoantikörper gebildet, deren pathogenetische Relevanz, abgesehen von seiner diagnostischen Bedeutung, heute noch nicht

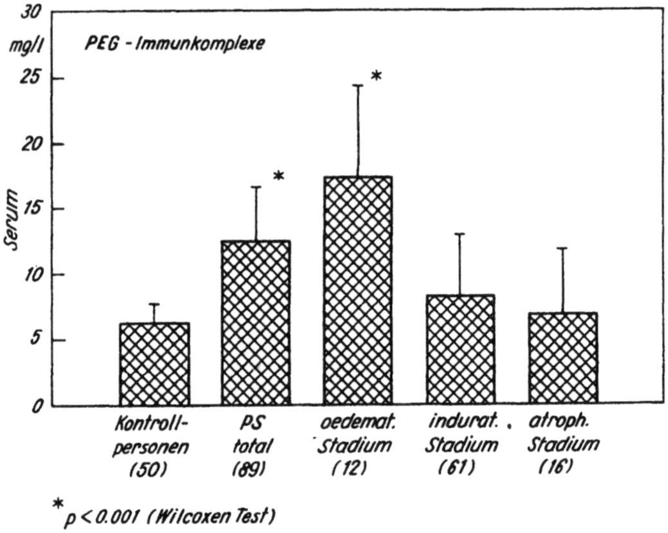

Abb. 7. Immunkomplexe bei der progressiven Sklerodermie
a) mittels Polyethylenglykol (PEG)-Präzipitation

klar beurteilt werden kann, zumal selbst hohe Titer im allgemeinen nicht mit der Krankheitsaktivität korrelieren. Sie sind in erster Linie gegen Kernbestandteile (Antinukleäre Faktoren ≙ ANF), und zwar vorwiegend gegen Nukleolen gerichtet (REIMER, 1987), aber auch gegen die Kollagentypen I, III und IV. Darüber hinaus finden sich in Abhängigkeit von der Krankheitsaktivität zirkulierende Immunkomplexe im Serum (Abb. 7) (HERRMANN et al., 1982b). All diese Befunde deuten auf eine polyklonale B-Zellstimulation hin. Im folgenden sind gegen Zellkernbestandteile gerichtete Autoantikörper bei unseren Patienten aufgelistet (Abb. 8). In Abhängigkeit von der Bestimmungsmethode können antinukleäre Faktoren (ANF) bei der PS in bis zu 95 % der Fälle nachgewiesen werden. Wenige dieser Antikörper sind sehr spezifisch und kommen bei bestimmten

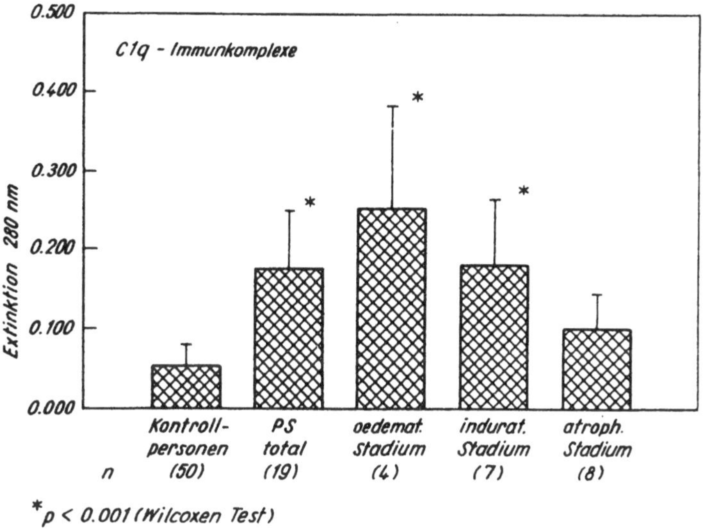

Abb. 7. Immunkomplexe bei der progressiven Sklerodermie
b) mittels C 1q-Bindungstechnik

Patienten mit charakteristischen klinischen Symptomen vor, so daß sie diagnostische und prognostische Marker für Subgruppen der PS repräsentieren.

PROGRESSIVE SKLERODERMIE

(n = 184)

Akrosklerose	Akrosklerose mit Aszendenz	Diffuse Sklerodermie
Type I	Type II	Typ III
(n = 61)	(n = 77)	(n = 46)

ANA	ACA	Scl-70	ANA	ACA	Scl-70	ANA	ACA	Scl-70
39/64 %	12/20 %	12/20 %	66/68 %	9/12 %	23/30 %	40/87 %	2/4 %	14/30 %

Abb. 8. Antikörper gegen Zellkernbestandteile bei progressiver Sklerodermie
Zeichenerklärung: ANF = Antinukleäre Antikörper,
ACA = Anticentromer-Antikörper,
Scl-70 = Anti-Topoisomerase-I-Antikörper

Einige antinukleoläre Antikörper wurden näher charakterisiert (Tab. 2), so solche gegen 4–6 S RNA, gegen Fibrillarin und nukleoläre U3RNA sowie gegen RNA-Polymerase. Der für die MCTD (mixed connective tissue disease) charakteristische Antikörper bindet in erster Linie U1-RNP, das für das Splicing des primären RNA-Transkriptes, d. h. für das Herausschneiden des Introns und die Neuverknüpfung der mRNA ohne Intron wichtig ist (PADGETT et al., 1983).

Anticentromer-Antikörper, die vorwiegend bei der Akrosklerose vorkommen, beeinflussen möglicherweise die Organisation der Chromosomen und Mikrotubuli von mitotischen Zellen (EARNSHAW et al., 1986).

Die anti-Scl-70 bzw. Antitopoisomerase-I-Antikörper beeinträchtigen wahrscheinlich das Enzym, das die Kontrolle des chromosomalen „Supercoiling" während des Zellzyklus übernimmt (SHERO et al., 1986). Sie kommen bevorzugt bei der diffusen Sklerodermie vor. Darüber hinaus wurden auch antilymphozytäre Antikörper gefunden (s. unten).

Tabelle 2
Zirkulierende Antikörper gegen Kernbestandteile bei PS-Patienten

Antikörper	Klinische Form der PS	Antigene
Antinukleoläre (-nukleäre) Antikörper	Sklerodermie-Polymyositis-Überlappungs-Syndrom (Sklerodermatomyositis)	PM-Scl; MG = 20000–100000
Antizentromer-Antikörper (zentromerspezifisch)	CREST-Syndrom (49–96%)	Kinetochor Proteine; MG = 14000–140000
Scl-70-Antikörper (diffus fein getüpfelt)	Diffuse Sklerodermie (bis 60%)	Kernenzym, DNA-Topoisomerase I, MG = 95000–100000

Bezüglich des zellulären Immunsystems werden Erhöhungen des T_H/T_S-Quotienten und eine gesteigerte T_H-Zellfunktion diskutiert (HAUSTEIN et al., 1986). Bisher wurde sowohl über normale (MORSE und BODI, 1982) als auch über verminderte (LORIE et al., 1981) autologe gemischte Lymphozytenreaktionen berichtet. Die gesteigerte in-vitro-Synthese von Immunglobulinen durch mitogenstimulierte normale B-Zellen in Kokultivierung mit T-Zellen von PS-Patienten spricht ebenfalls für eine Erhöhung der T_H-Zellfunktion, da die T_S-Zellfunktion unverändert gefunden wurde (INOSHITA et al., 1981).

Auf lokaler Ebene können die funktionell aktiven T_H-Zellen die Produktion und Freisetzung löslicher Faktoren aus Lymphozyten (Lymphokine, Interleukine) zusammen mit Mediatoren aus Monozyten und Makrophagen (Monokine, Zytokine) stimulieren und somit die Chemoattraktion, Mitose und Kollagensynthese von Fibroblasten im Gewebe regulieren. Insgesamt soll durch ein abartiges Zusammenspiel verschiedener stimulierender und inhibierender Zytokine unterschiedlicher Herkunft eine immunologisch induzierte Fibrose (Fibroblastenaktivierung) zustande kommen (FLEISCHMAJER et al., 1983), über die weiter unten nochmals ausführlicher berichtet wird. In der Abbildung 9 werden Teilaspekte des Zusammenspiels des humoralen und zellulären Immunsystems mit den Fibroblasten nochmals verdeutlicht.

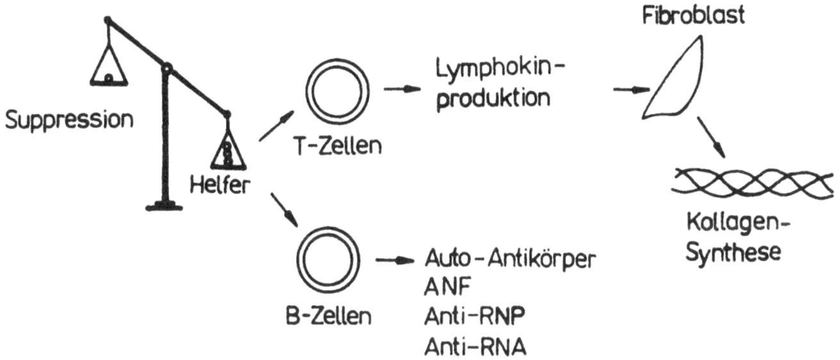

Abb. 9. Zusammenspiel des zellulären und humoralen Immunsystems mit den Fibroblasten

In eigenen Untersuchungen mittels zahlreicher monoklonaler Antikörper fanden wir eine Erniedrigung der T-Zellen, insbesondere in den akut entzündlichen Stadien, eine Erhöhung der DR4-positiven Lymphozyten sowie qualitative und quantitative Veränderungen der Schafserythrozyten-Rezeptoren bei Lymphozyten (Rosettentechnik, monoklonale Antikörper). Darüber hinaus konnten wir einen lymphozytotoxischen Antikörper im autologen System bei 9 von 21 Patienten finden, der als IgM und gegen T_H-Zellen gerichtet charakterisiert werden konnte und sich von dem kältereaktiven zytotoxischen Faktor des Lupus erythematodes unterscheidet (Herrmann et al., 1988). Es ist denkbar, daß solche Faktoren die Aktivität von Lymphozyten funktionell verändern. In Zukunft wird es erforderlich sein, neben der zahlenmäßigen Verschiebung verschiedener Subsets von Lymphozyten sich mehr auf die Bestimmung deren funktioneller Kapazität in geeigneten Bioassays zu konzentrieren.

4. *Bindegewebsstoffwechsel und Fibroblasten*

Die Aktivierung von bestimmten Fibroblastenklonen in der Nähe der Gefäße und der Subkutis durch Endothel- und Immunzellen scheint der finale Vollzugsschritt der Pathogenese der PS zu sein. Die folgenden Parameter des Kollagenstoffwechsels sind verändert (Krieg und Meurer, 1988).

in-vivo-Befunde

- Störung der Kollagenfaserbildung (verminderte Durchmesser)
- gesteigerte (Bildung und) Ablagerung von Typ-I- und -III-Kollagen

- gesteigerte Aktivität der Prolyl- und Lysylhydroxylase
- verminderte Aktivität der Glykosyltransferase
- verminderte (normale) Aktivität der Kollagenase
- erhöhter Gehalt des N-Prokollagenpeptides
- gesteigerter Gehalt an mRNA für Typ-I-Kollagen
- normaler Gehalt an mRNA für Kollagenase

in-vitro-Befunde

- gesteigerte Synthese vom Typ-I- und -III-Kollagen
- gesteigerter Gehalt an mRNA für Typ-I- und -III-Kollagen
- gestörter Feed-back durch das N-Prokollagenpeptid
- normale (gesteigerte) Aktivität der Kollagenase
- normaler (gesteigerter) Gehalt an mRNA für Kollagenase

Dabei ist zu beachten, daß Fibroblasten verschiedenen chemotaktischen Einflüssen durch Fibronektin, Komplementfragmente (C 3a, C 5a), Abbauprodukte von Komponenten des Bindegewebes, Metaboliten der Arachidonsäure (LTB 4) und Lymphokinen unterliegen. Darüber hinaus werden sie durch verschiedene Wachstumsfaktoren wie u. a.

Epidermaler Wachstumsfaktor,
Transformierender Wachstumsfaktor β,
Plättchen-Wachstumsfaktor und
Lymphokine aktiviert.

Im Ergebnis der Stimulation produzieren bestimmte Fibroblastenklone vermehrt Strukturproteine wie Kollagen, Fibronektin und Glykosaminoglykane, die zusammen ein dreidimensionales Netzwerk bilden (Abb. 10).

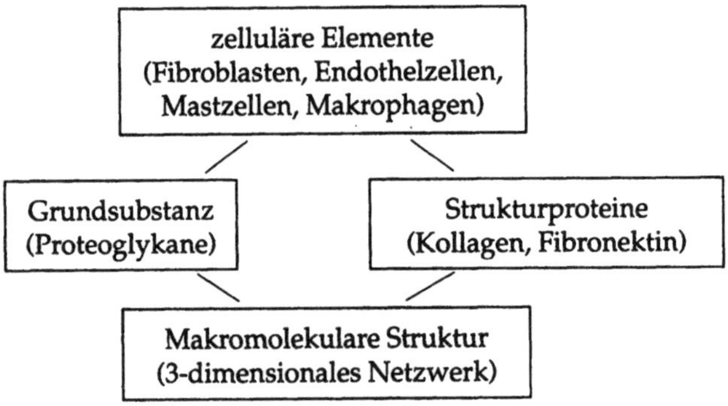

Abb. 10. Strukturkomponenten des Bindegewebes

4.1. β-Galaktosidase

In früheren Untersuchungen (HERRMANN et al., 1982a) konnten wir bei PS-Patienten eine signifikante Erhöhung der Serum-β-Galaktosidase, die eine deutliche Korrelation zur Krankheitsaktivität zeigt, nachweisen (Tab. 3). Diese erhöhte enzymatische Aktivität fand sich auch im Hauthomogenat sowie in PS-Fibroblastenkulturen, woraus hervorgeht, daß der dysregulierte PS-Fibroblast neben einer gesteigerten Synthese von Strukturproteinen auch selektiv und verstärkt die lysosomale Glykosidase β-Galaktosidase zu bilden vermag (HAUSTEIN et al., 1986). Zwar ist dieses Phänomen relativ typisch für die PS, jedoch keineswegs spezifisch, da gleiche Befunde auch bei anderen aktiven Fibrosen zu erheben waren und daher einen Marker der Fibroblastenaktivität darstellen. Bei der PS spielen sie wahrscheinlich im alternativen Kollagenabbau eine Rolle (s. unten).

Tabelle 3
Aktivitäten der β-Galaktosidase in verschiedenen Stadien der progressiven Sklerodermie

Krankheits-stadien	*n*	β-Galaktosidase (nmol/l · s)	*p* (*t*-Test n. Student)
ödematös	11	30.28 ± 4.12	< 0.001
indurativ	26	17.46 ± 9.09	< 0.001
atrophisch	31	9.12 ± 5.36	< 0.01
Kontrollen	50	3.15 ± 1.83	

4.2. Kollagenase – alternativer Kollagenabbau

In Kollagenabbauversuchen zeigte sich eine deutliche Erniedrigung der Kollagenase im Hautgewebe, die sich auch auf der Ebene der Prokollagenase bestätigen ließ. Dies mußte zunächst verwundern, da bei einem erhöhten Kollagenmetabolismus auch Steigerungen der Kollagenaseaktivität erwartet worden waren, zumal Kollagenase das einzige Enzym darstellt, welches natives Kollagen abzubauen vermag. In weiteren Untersuchungen konnten wir zeigen, daß die β-Galaktosidase offensichtlich imstande ist, Kollagen initial zu deglykosylieren (Abb. 11) und auf diese Weise das Kollagenmolekül gegenüber der Attacke von unspezifischen neutralen Proteasen, die im Hautgewebe bei PS ebenfalls erhöht vorkommen (Tab. 4), empfindlich zu machen. Diesen Vorgang haben wir als alternativen Kollagenabbau (HAUSTEIN et al., 1986) bezeichnet (Abb. 12).

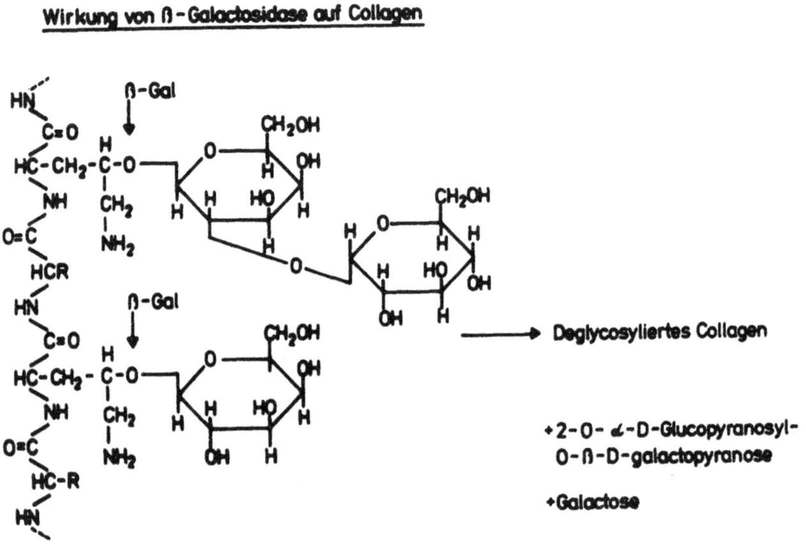

Abb. 11. Abspaltung von Galaktosyl und Glukosyl-Galaktosylresten von der Polypeptidkette des Kollagenmoleküls durch β-Galaktosidase

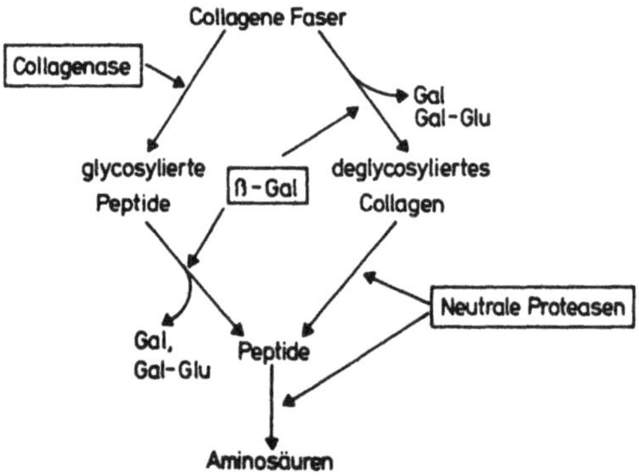

Abb. 12. Alternativer Kollagenabbau bei progressiver Sklerodermie
Zeichenerklärung: Gal = Galaktose
Glu = Glukose
β-Gal = β-Galaktosidase

Durch Kollagendegradationsversuche in der Polyacrylgelelektrophorese, Nachweis der Freisetzung von Galaktose und Glukose aus Kollagen durch β-Galaktosidase mittels Kapillargaschromatographie, Untersuchungen des zir-

Tabelle 4
Spezifische Aktivitäten der β-Galaktosidase, Kollagenase und unspezifischen neutralen Protease in Sklerodermie-Haut

Enzyme	Haut von Gesunden ($n = 14$)	Sklerodermie-Haut ($n = 16$)
β-Galaktosidase (nmol/s · mg)	0,029 ± 0,011	0,082 ± 0,017*
Kollagenase (Einheiten/mg)	319,8 ± 54,1	88,1 ± 29,8*
Neutrale Protease (Einheiten/mg)	1,33 ± 0,73	8,68 ± 3,17*

* $p = 0{,}001$ (Student's t-Test)

kulären Dichroismus, d. h. Umwandlung der quartären tripelhelikalen Struktur als Zeichen der Labilisierung des Kollagens sowie Con-A-Affinitätschromatographie konnte die Existenz des alternativen Kollagenabbauweges bewiesen werden (HAUSTEIN et al., 1986), der wahrscheinlich auch bei Entzündungsvorgängen im Bindegewebe eine entscheidende Rolle spielt.

4.3. N-terminales Prokollagenpeptid

In Übereinstimmung mit anderen Autoren fanden wir Erhöhungen des N-Prokollagenpeptidspiegels im Serum bei Patienten mit PS in Korrelation zur Krankheitsaktivität, zur Fibrose der inneren Organe (Abb. 13) und in Parallelität zur

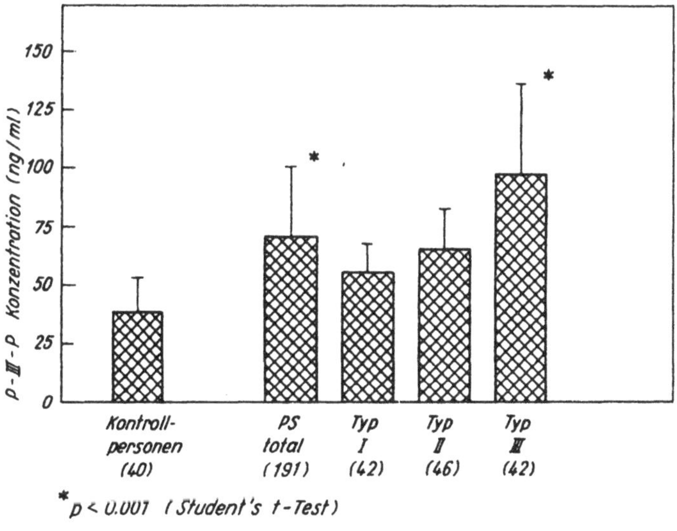

Abb. 13. N-Prokollagenpeptid-III-Spiegel bei progressiver Sklerodermie

Erhöhung der Serum-β-Galaktosidaseaktivität (HERRMANN et al., 1990). Beide Parameter ließen sich durch Penicillamin (und Penicillin) senken bzw. normalisieren. Neuere Untersuchungen haben ergeben, daß das N-Prokollagenpeptid sich außerdem verzögert von den Kollagenfibrillen ablöst und damit sowohl die Fibrillenreifung hemmt als auch den negativen Feed-back auf die Kollagenproduktion des Fibroblasten weniger effektiv ausüben kann (Abb. 14).

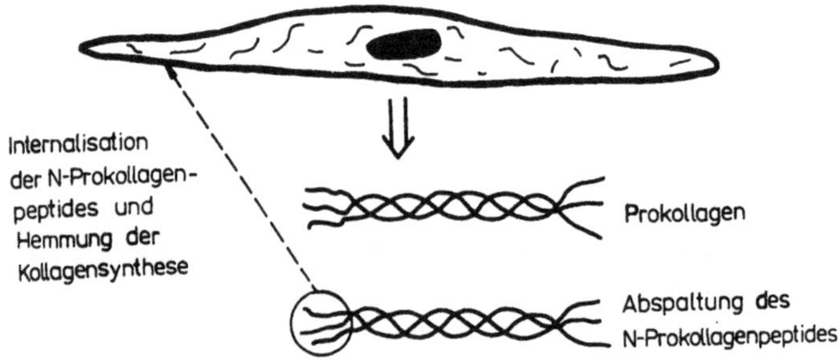

Abb. 14. Feedback-Kontrolle der Kollagensynthese des Fibroblasten durch das N-Prokollagenpeptid (nach KRIEG und MEURER (20))

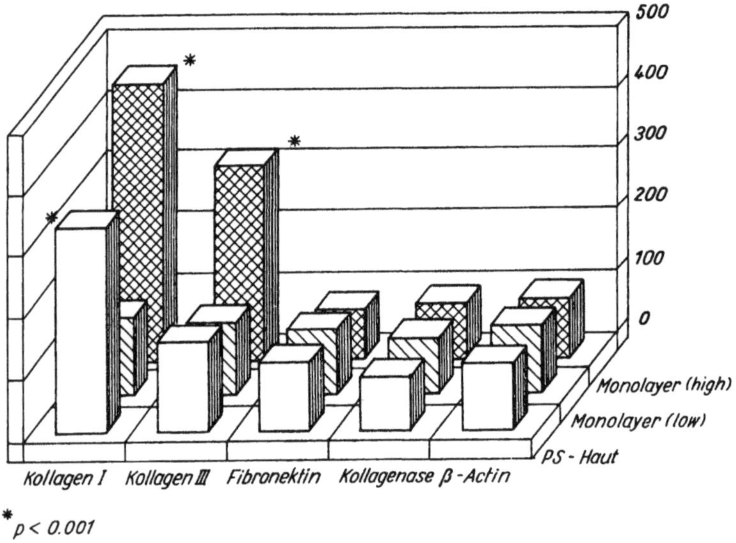

Abb. 15. Relative mRNA-Konzentration in Haut und Fibroblastenkulturen von Patienten mit progressiver Sklerodermie

4.4. mRNA-Gehalt von Strukturproteinen in der Haut

Bisher wurden erhöhte mRNA-Spiegel für Kollagen Typ I und III in Fibroblastenkulturen bei PS nachgewiesen (Abb. 15), was aber nicht den echten in-vivo-Bedingungen entspricht. In Kooperation mit T. KRIEG (München) ist es uns gelungen, aus kleinen Hautbiopsien die ribosomale RNA zu isolieren und deren

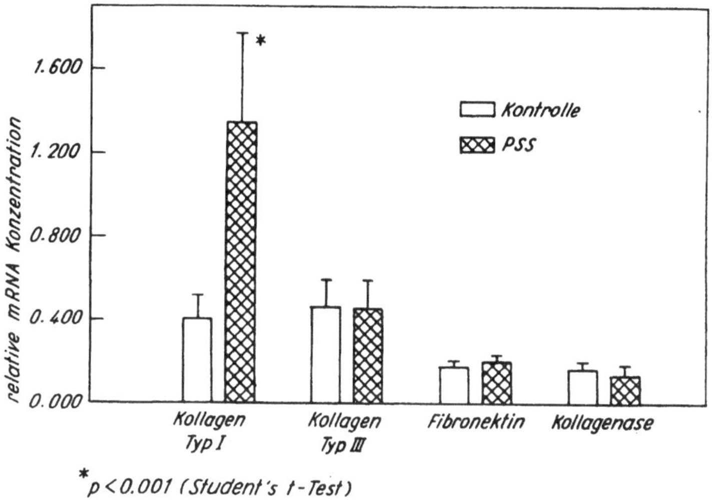

Abb. 16. Relative mRNA-Konzentration in Haut von Sklerodermiepatienten im Vergleich zu gesunden Probanden

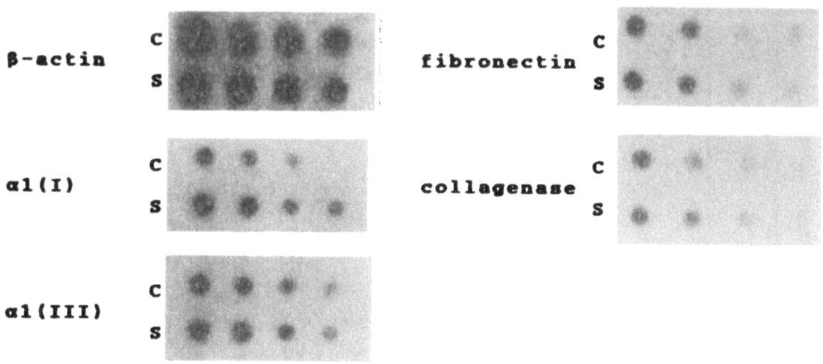

Abb. 17. Dot-blot-Hybridisation von humanen cDNA-Proben, die für α 1(I)-, α 1(III)-Kollagen, β-Aktin, Fibronektin und Kollagenase spezifisch sind, mit RNA, die aus normaler (C) und Sklerodermiehaut (S) isoliert wurde

Gehalt an spezifischer mRNA mittels gentechnologischer Methoden (Dot-Blot, Northern-Blot) zu bestimmen (Abb. 16). Dabei konnte aus 6 Biopsien eine starke Erhöhung von mRNA des Kollagens Typ I gefunden werden, während Kollagen Typ III, Fibronektin und Kollagenase normal ausfielen (HERRMANN et al., 1990). In der Abbildung 17 werden die Ergebnisse des Dot-Blots nochmals optisch verdeutlicht. Unterstützt werden diese Ergebnisse durch die Arbeiten von SCHARFETTER et al. (1988), die mittels in-situ-Hybridisierungstechniken gleichfalls nur für die Kollagen-Typ-I-mRNA eine Erhöhung finden konnten.

Unsere Untersuchungen haben gezeigt, daß auf der Transkriptionsebene eine selektive Hochregulation von Typ-I-Kollagen-mRNA im frühen Stadium der PS stattfindet, wobei die normalen Spiegel der mRNA für Kollagenase gegen eine abnormale Degradation von Kollagen sprechen und das Konzept der erhöhten Kollagenproduktion in der Pathogenese der PS unterstützen. Dabei hat sich die Messung von mRNA direkt aus Hautbiopsien als wertvolle Methode erwiesen, die in-vivo-Genexpression zu bestimmen. Diese Methode mag in Zukunft als Monitor der fibrotischen Aktivität und Marker der Antwort auf therapeutische Versuche bei der PS dienen.

4.5. Zytokinvermittelte Regulation der Fibroblastenaktivität

Im folgenden sollen unsere vorläufigen Untersuchungen über die differenzierte immunologisch vermittelte Regulation des Kollagenstoffwechsels in Fibroblastenkulturen durch verschiedene Zytokine dargestellt werden, wobei Mono-

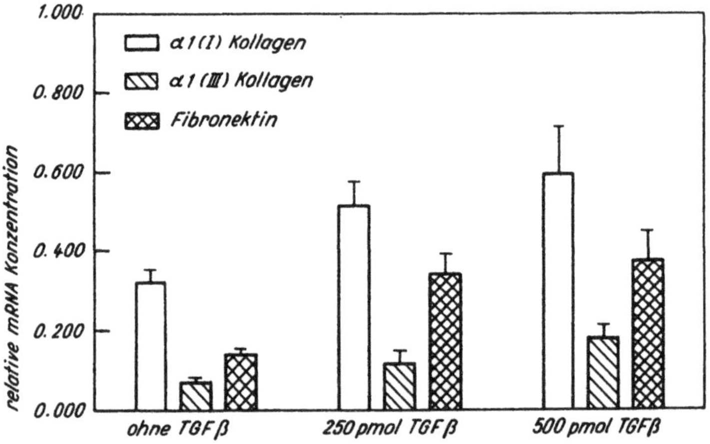

Abb. 18. Einfluß des transformierenden Wachstumsfaktors β auf den spezifischen mRNA-Gehalt verschiedener Strukturproteine von Fibroblasten (Monolayer) (n = 5)

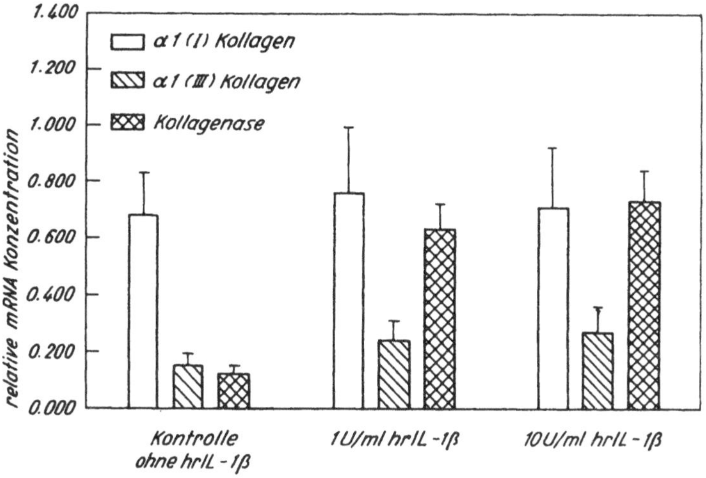

Abb. 19. Einfluß von humanem rekombinantem Interleukin-1β auf den spezifischen mRNA-Gehalt verschiedener Strukturproteine von Fibroblasten (Monolayer) (n = 5)

layer-Kulturtechniken verwendet wurden, die weder mit dreidimensionalen Kollagengelen noch mit den in-vivo-Verhältnissen gleichgesetzt werden können. Dabei zeigt sich, daß der rekombinante transformierende Wachstumsfaktor β auf der Transkriptionsebene besonders die Kollagen-Typ-I- und Fibronektinsynthese

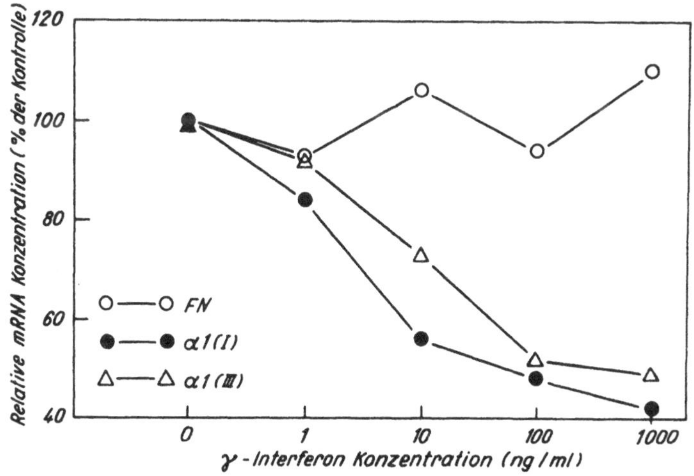

Abb. 20. Einfluß von humanem rekombinantem Interferon-γ auf den spezifischen mRNA-Gehalt verschiedener Strukturproteine von Fibroblasten (Monolayer) (n = 5)

steigert, d. h. den Fibroblasten i. S. einer anabolen Stimulation beeinflußt (Abb. 18). Rekombinantes Interleukin-1 β steigert hingegen die Produktion von Kollagenase bis auf das 14,5fache (Abb. 19), während rekombinantes Interferon γ die Kollagen-Typ-I- und -III-Synthese hemmt (Abb. 20), was gegenwärtig auch in klinisch kontrollierten Studien Anwendung findet. Interleukin-1 und Interferon γ bewirken gewissermaßen einen katabolen Effekt im Gewebe durch Abbau bzw. Synthesehemmung von Kollagen. In Tabelle 5 sind die sehr differenzierten Effekte einiger auf die Expression der mRNA unterschiedlicher Strukturproteine auf Grund der Arbeiten von DUNCAN und BERMAN (1989) in Form von Multiplikationsfaktoren zusammengestellt. Daraus wird ersichtlich, daß einige Zytokine auch keine in-vitro-Effekte bewirken. Es muß aber auch bedacht werden, daß die Zytokine simultan oder eben zeitlich nacheinander in die Regulation eingreifen. Gerade hier drängen sich Vergleiche mit der physiologischen Wundheilung auf, wonach eine frühe anabole Phase in eine spätere katabole Matrix-remodellierende Phase durch Änderung des Phänotyps der Fibroblasten unter dem differenzierten Einfluß der verschiedenen Zytokine übergeht. Dieser Vorgang scheint bei der PS ebenfalls gestört zu sein.

Tabelle 5

Wirkungen von Zytokinen auf die Expression der mRNA von Strukturproteinen in kultivierten humanen Hautfibroblasten*

Synthese von	IL-1 α, β	TNF α, β	TGF β	IL-2	GM-CSF	IFN
Kollagen	1,9	1,8	5,0	1,1	0,9	0,4
GAG	2,9	2,2	4,0	1,0	1,0	0,6
Kollagenase	14,5	7,5	n. d.	1,0	0,9	2,1
Fibronektin	0,5	0,6	1,6	1,0	1,0	1,0

* als Faktoren der Steigerung oder Hemmung (nach DUNCAN und BERMAN, 1989)
n. d. = nicht durchgeführt
IL-1 = Interleukin-1; TNF = Tumornekrosefaktor; TGF = Transforming-Growth-Faktor;
IL-2 = Interleukin-2; GM-CSF = Granulozyten/Makrophagen-Kolonie-stimulierender Faktor;
IFN = Interferon

4.6. Abbauprodukte von Strukturproteinen

Neben einer erhöhten Syntheseleistung für Strukturproteine und β-Galaktosidase konnten wir gleichfalls im PS-Hauthomogenat eine um das ca. 6fache gesteigerte neutrale protolytische Aktivität nachweisen (Tab. 4). Offensichtlich führt diese erhöhte protolytische Aktivität zu einer verstärkten Spaltung von

Tabelle 6
Einfluß von GAβ-Bruchstücken auf immunkompetente Zellen

1. LTT			
(3H-Thymidin)	TI:	2,4 ± 0,6	(1,2 ± 0,4)
(Morphol. Best.)	TR:	12,1 ± 2,8	(3,0 ± 1,2)
2. LMIT	MI:	0,56 ± 0,14	(0,93 ± 0,29)

3. Chemotaxis (Droplet-Test)

ohne Serum	26,7 %	Positivitätsgrenze
5 % foetales Kälberserum	27,4 %	20 %

4. IL-2 Freisetzung in das Kulturmedium
(indirekter Test) 12,6 ± 4,9 U/ml (negativ)

Zeichenerklärung:
LTT = Lymphozytontransformationstest
LMIT = Leukozytenmigrationshemmtest
TI = Transformationsindex
TR = Transformationsrate
MI = Migrationsindex
IL = Interleukin-2

Tabelle 7
Biologische Aktivitäten des Fibronektins

	Mitogene Aktivität (LTT)	Migrationshemmung (LMIT)	Chemotaktische Aktivität	IL-2-Freisetzung	Spontane IgG	Synthese von IgM
Natives Fibronektin	+	+	–	–	–	+
Spaltprodukt I des Fibronektins (MG = 130 kd)	–	n. d.	–	–	–	+
Spaltprodukt II des Fibronektins (MG = 40 kd)	+	n. d.	+	+	+	+

LTT = Lymphozytentransformationstest
LMIT = Leukozytenmigrationsinhibitionstest
n. d. = nicht durchgeführt

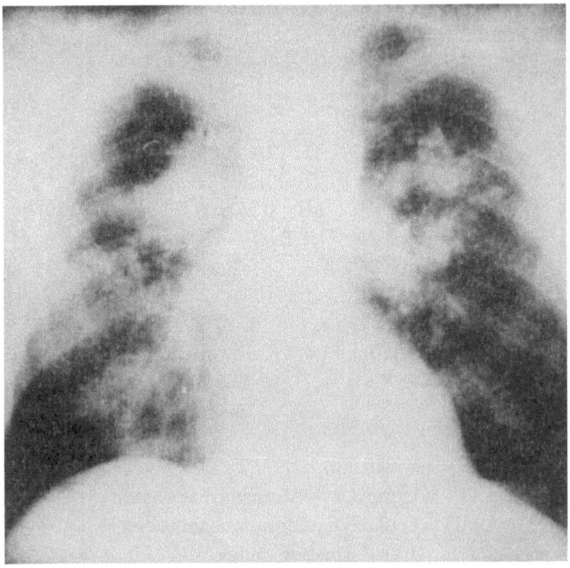

Abb. 21. Silikose im Stadium III (Schneegestöberlunge)

Strukturproteinen und in der Endkonsequenz zu Abbauprodukten mit starker biologischer Aktivität.

Die Ausscheidung von Hexuronsäure als Abbauprodukt der Glykosaminoglykane (GAG) war in Abhängigkeit von der Krankheitsaktivität ebenfalls erhöht (HERRMANN et al., 1982c). In verschiedenen Bioassays konnten wir zeigen, daß sowohl durch GAG als auch Fibronektinspaltprodukte immunmodulierende Funktionen auf Immunzellen ausgelöst werden (Tab. 6 und 7), die als ein Verstärkermechanismus der Entzündung interpretiert werden und möglicherweise zur Persistenz der Entzündung beitragen können.

5. *Umweltfaktoren*

Einige chemische Verbindungen sind imstande, Sklerodermie-ähnliche Krankheitsbilder (Pseudosklerodermien) zu induzieren (Tab. 8). Diese zeigen jedoch Differenzen zur PS, insbesondere bezüglich des Hautbefalls (teils nur Morphea oder lokalisierte Fibrose bzw. generalisierte Morphea), der partiellen Reversibilität nach Abbruch der Exposition sowie der Einbeziehung anderer Organe bzw. Systeme (z. B. Thrombozytopenie, Pneumonie, Neuropathie, toxische Hepatopathie, Angiosarkome der Leber).

Eine Ausnahme bilden quarzinduzierte Formen, die von einer idiopathischen PS nicht zu unterscheiden sind, was von uns in letzter Zeit besonders herausgestellt wurde (HAUSTEIN und ZIEGLER, 1985, HAUSTEIN et al., 1990, ZIEGLER et al.,

Tabelle 8
Sklerodermie-induzierende Substanzen

1. Plaste
   Vinylchlorid, Epoxidharze (Bis (4-Amino-3-methyl-cyclohexyl) methan)
2. Lösungsmittel
   Trichlorethylen, Perchlorethylen
   Benzin, Toluen, Xylen
3. Medikamente
   Bleomycin, Pentazocin, D-Penicillamin
4. Sonstiges
   Paraffin, Silikon
   Kotaminiertes Rapssamenöl
   Kokain
   Quarz (Siliziumdioxid)

1981, 1982, 1986, 1987, 1988). In der Literatur war über kleinere Patientenkollektive aus Schottland (1914), Südafrika (1957) und den USA (1963) bereits berichtet worden (HAUSTEIN und ZIEGLER, 1985).

Auf Initiative meines Mitarbeiters V. ZIEGLER haben wir versucht, alle männlichen Sklerodermiepatienten in der damaligen DDR zu erfassen und nachzuuntersuchen bzw., wo dies nicht möglich war, deren Krankenunterlagen oder Autopsieberichte durchzusehen (ZIEGLER et al., 1986). Die Daten der 122 männlichen PS-Patienten mit beruflicher Exposition von Siliziumdioxid über längere Zeiträume (n = 99) bzw. Silikose (n = 50) sind aus Tabelle 9 ersichtlich. Bemerkenswert ist, daß 41 der 45 nachuntersuchten PS-Patienten mit assoziierter Silikose die Kriterien der Amerikanischen Rheumagesellschaft (ARA) erfüllten. Die Berufe unserer siliziumdioxidexponierten PS-Patienten sind aus Tabelle 10 zu entnehmen. Es dominierten Arbeiter aus dem Bereich des Erzbergbaus unter damals relativ schlechten Arbeitsbedingungen. In der Abbildung 21 ist eine typische Silikose im Stadium III (Schneegestöberlunge) dargestellt.

Tabelle 9
Progressive Sklerodermie und Silikose

Männliche PS-Patienten	122
Langzeit-SiO_2-Exposition	99
Assoziierte Silikose	50
Expositionszeit 3–34 Jahre	
Intervall zum Beginn der PS 9–40 Jahre	
ARA-Kriterien erfüllt 41/45	

Tabelle 10
Aufschlüsselung der Berufe bei 99 Sklerodermiepatienten mit Quarzexposition

Berufe	Anzahl
Bergleute (davon 57 ausschließlich Uranbergbau)	74
Gießer/Former	9
Steinbrucharbeiter	5
Sandstrahler	5
Ofenmaurer	2
Sandsteinbildhauer	2
Glasschleifer	2

Zwölf PS-Patienten mit assoziierter Silikose wurden bezüglich klinischer Symptome, Antikörper gegen Kernbestandteile sowie Parameter des Kollagenstoffwechsels untersucht, um zu beweisen, daß es zwischen siliziumdioxidinduzierter und idiopathischer Sklerodermie keine prinzipiellen Unterschiede gibt. Die Ergebnisse sind aus den Tabellen 11 und 12 ersichtlich. Gleiche Daten wären bei der idiopathischen PS zu erwarten gewesen. In Zusammenarbeit mit der Arbeitsgruppe von P. DOWD (London) fanden wir eine signifikante Hemmung der Prostazyklin-F1 α-Freisetzung aus Endothelzellkulturen nach Inkubation mit 20 % Serum von 17 Patienten mit quarzinduzierter PS. Der gleiche Befund wurde auch bei Serum von Patienten mit idiopathischer PS sowie von Patienten mit RAYNAUD-Syndrom beobachtet. Darüber hinaus waren bei 10 von 17 Patienten mit quarzinduzierter PS die Faktor-VIII-(v. WILLEBRAND-Faktor)Spiegel im Serum erhöht, bei der idiopathischen PS bei 12 von 30 Patienten. Diese Befunde sind als Zeichen der Endothelzellschädigung zu werten (RUSTIN et al., 1987, 1990).

Nach den gegenwärtigen Vorstellungen wird Siliziumdioxid durch Makrophagen aufgenommen, die ihrerseits zur Synthese und Freisetzung von Zytokinen aktiviert werden, sofern sie nicht zugrundegehen und die Siliziumkristalle (1–5 μm) zur erneuten Phagozytose an weitere Makrophagen freigeben. Durch die Zytokine werden die Fibroblasten stimuliert bzw. T_H-Zellen aktiviert, so daß die nachfolgenden pathogenetischen Schritte der Fibrose an Haut, Lunge und Gefäßwänden bzw. der Aktivierung von B-Zellen zur (Auto)Antikörperproduktion erklärbar sind (Abb. 22).

Gewisse Parallelen ergeben sich durch die in letzter Zeit im Gefolge von kosmetisch-chirurgischen Brustaufbauplastiken beobachtete „Adjuvant-Disease", die Symptome der PS, des systemischen Lupus erythematodes, der Dermatomyositis und der Rheumatoid-Arthritis nachahmt und mit Hautsklerose und Narbenbildung einhergeht (SPIERA, 1988). Für den Effekt der immunologischen

Tabelle 11

Klinische Befunde von 12 PS-Patienten mit assoziierter Silikose

Patient	Alter	Beruf	Quarz-Exposition (Jahre)	Manifestationszeit (Jahre)	Dauer der Erkrankung	Form der PS	Organbeteiligung							
							Raynaud-Phänomen	Gelenke	Gastrointestinaltrakt (Ösophagus)	Lunge		Herz	Muskel	Niere
										Silikose	Fibrosezeichen			
1 BJ	57	Hauer	6	18	19	I	–	+	–	+	+	–	+	–
2 BE	71	Hauer	6	30	10	I	+	+	+	+	+	+	–	–
3 CH	59	Hauer	11	22	19	I	+	+	–	+	+	+	–	–
4 KM	62	Hauer	3	40	2	I	+	+	+	+	+	+	–	–
5 KR	57	Fördermann, Lackschleifer	30	15	18	I	+	+	+	+	–	–	–	–
6 LH	56	Geophysiker	6	34	2	III	+	+	+	+	+	–	+	+
7 SH	58	Hauer	14	25	14	II	+	+	+	+	+	–	–	–
8 SR	40	Ofenbauer	11	9	3	I	+	+	+	+	+	–	–	–
9 SW	58	Hauer	34	32	6	II	+	+	+	+	–	–	–	–
10 WM	57	Hauer	11	33	7	III	+	+	+	+	+	–	–	–
11 WH	63	Hauer	3	35	6	I	+	–	+	+	+	–	–	–
12 ZH	64	Hauer	33	34	7	II	+	+	+	+	+	–	–	–
Durchschnitt	58,5		14	27,3	9,4									

Tabelle 12

Laborbefunde von 12 PS-Patienten mit assoziierter Silikose

Patient	BSR	CRP	Rheumafaktor	Immunkomplexe	IgG	IgM	ANF Titer	ANF Muster	dsDNA-Antikörper	Scl-70-Antikörper	Centromer-Antikörper	β-Gal	LAM 1	PIIIP	Sialinsäure
1 BJ	3/6	–	–	0,90	16,0	1,9	80	nukleolär	–	–	+	17,4	2,06	55,0	2,20
2 BE	22/50	–	–	n. d.	n. d.	n. d.	1280	getüpfelt	n. d.	–	+	16,8	n. d.	n. d.	2,35
3 CH	28/54	+	+	1,35	13,7	2,61	100	nukleolär getüpfelt	–	–	–	19,2	2,10	62,7	6,40
4 KM	25/48	+	+	2,55	38,0	1,18	80	getüpfelt	+	–	+	15,6	2,93	87,0	2,60
5 KR	4/14	–	–	1,15	34,4	1,53	neg.	–	–	–	–	18,0	1,63	47,8	2,20
6 IH	48/83	–	+	4,50	35,0	2,34	512	nukleär	–	+	–	24,0	2,84	168,1	3,90
7 SH	3/8	–	+	0,90	20,6	1,60	neg.	–	–	–	–	9,6	2,71	145,7	2,20
8 SR	2/4	–	–	4,60	9,8	3,42	320	getüpfelt	–	+	–	10,8	1,61	62,8	6,20
9 SW	20/39	–	+	n. d.	n. d.	n. d.	10240	nukleolär	–	–	+	13,5	2,46	82,5	n. d.
10 WM	20/32	+	+	0,45	25,0	1,16	640	nukleolär	+	–	–	30,0	2,62	73,4	2,80
11 WH	42/84	+	+	4,60	12,8	1,60	5120	nukleolär getüpfelt	+	–	+	13,5	n. d.	n. d.	3,80
12 ZH	18/44	+	–	5,60	29,8	3,40	80	nukleolär getüpfelt	–	–	–	18,2	2,51	74,3	1,90
Normalwerte ± s				2,2 – 4,7 g/l	9 – 15 g/l	0,7 – 2,8 g/l						7,0 ± 2,0 nmol/s. l.	1,42 ± 0,19 K/ml	38,4 ± 14,2 ng/ml	2,00 ± 0,3 nmol/l

CRP = C reaktives Protein
β Gal = β-Galaktosidase
LAM 1 = Lamininpeptide P1
PIIIP = N-Prokollagenpeptide Typ III
n. d. = nicht durchgeführt

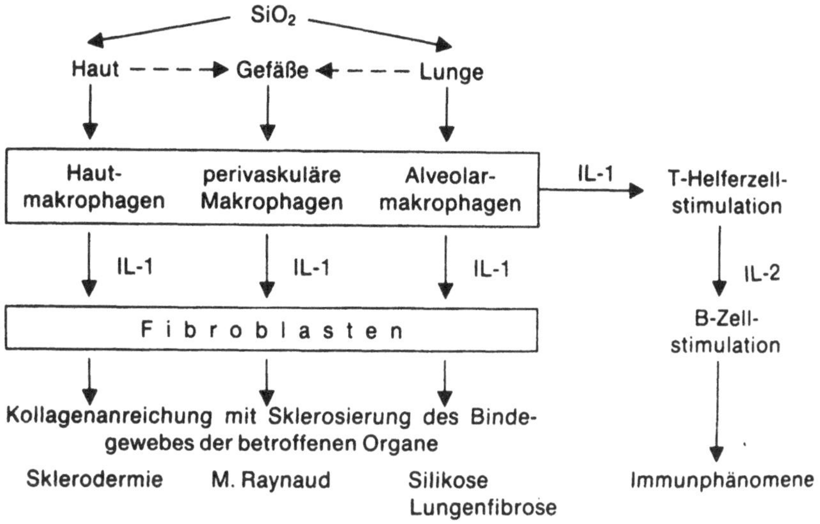

Abb. 22. Pathogenese der Siliziumdioxid-induzierten Sklerodermie

Aktivierung wird auch die Freisetzung von Siliziumdioxid verantwortlich gemacht.

Zusammenfassend läßt sich aus diesen Studien der Beweis ableiten, daß die quarzinduzierte PS in allen Merkmalen mit der idiopathischen PS übereinstimmt (HAUSTEIN et al., 1990). Dies betrifft die klinischen Verlaufsformen und Organbeteiligungen, die Gefäßfaktoren (Faktor VIII, Prostazyklinfreisetzung), die immunologischen Befunde (ANF, Anticentromer-, Anti-Scl-70-Antikörper) sowie die Parameter des Fibroblastenstoffwechsels (β-Galaktosidase, Laminin-Propeptid 1, N-Propeptid des Kollagen Typ III) sowie epidemiologische Daten. So erweist sich die Prävalenz der PS bei Silikosepatienten gegenüber Gesunden als 150fach und bei Siliziumstaubexponierten gegenüber Gesunden als 71fach gesteigert. Gegenwärtig sind wir damit befaßt, in Zellkulturstudien und Tierexperimenten die Wirkung von Siliziumdioxid detailliert zu untersuchen. Die PS wird in den Fällen als Berufskrankheit anerkannt, wo sie mit Silikose vergesellschaftet vorkommt oder nach Langzeitsiliziumstaubexposition auch ohne Silikose, wenn diese nur lang und intensiv genug einwirken konnte, um theoretisch eine Silikose hervorzurufen (ZIEGLER und MEHLHORN, 1989).

Synopsis der Pathogenese

Zusammengefaßt ergibt sich das folgende Schema der Pathogenese der PS (Abb. 23), das als dreidimensionales Netzwerk vorstellbar ist, bei dem der Auslösemechanismus an verschiedenen Stellen ansetzen kann und auch nicht alle

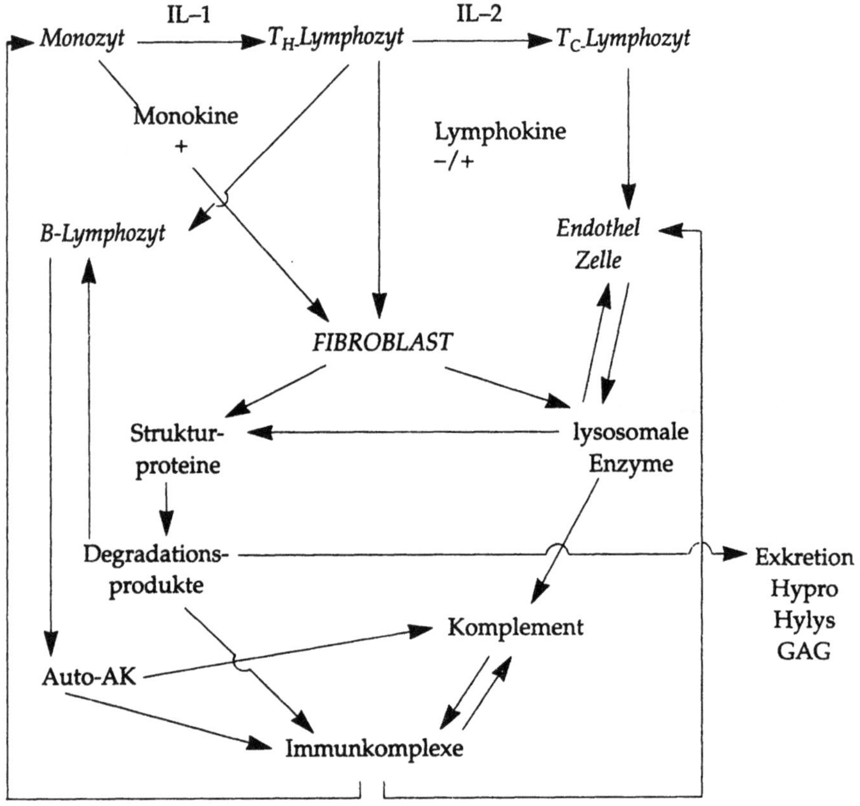

Abb. 23. Pathogenese der progressiven Sklerodermie
Zeichenerklärung: IL-1, IL-2 = Interleukin 1, 2
Auto-AK = Autoantikörper
Hypro = Hydroxyprolin
Hylys = Hydroxylysin
GAG = Glykosaminoglykane

bekannten und hypothetischen Faktoren berücksichtigt wurden (Haustein et al., 1986). Wenn die physiologischen Oszillationen ein gewisses Maß überschreiten, werden pathologische Vorgänge ausgelöst, die sich in den aufgezeigten Bahnen aufschaukeln können. Eine zentrale Rolle scheint aber die immunologische Dysregulation der Fibroblasten über Zytokine und andere Mediatoren zu spielen.

Therapie

Bisher sind die therapeutischen Möglichkeiten als unbefriedigend einzuschätzen (KRIEG und MEURER, 1988; SÖNNICHSEN, 1988).

1. *Vasoaktive Substanzen*

Infusionen mit Dextran (Infukoll M 40R) beeinflussen die Viskosität des Blutes und steigern die Fibrinolyse, gleiches wird auch durch DanazolR erreicht. Kalziumkanalblocker wie Nifedipin (CorinfarR, 30–90 mg/Tag) verbessern gelegentlich die Durchblutung (RAYNAUD-Phänomen) sichtbar, wenn die Blutdrucksituation ein derartiges Vorgehen zuläßt. Gleiches trifft auch für Pentoxifyllin (RalofectR, 600–800 mg/Tag) zu. Manchmal werden auch CaptoprilR (Angiotensin converting enzym inhibitor), Serotoninreceptorblocker (KetanserinR) sowie Prostazykline (IloprostR) empfohlen, mit denen wir keine persönlichen Erfahrungen besitzen.

2. *Antientzündliche Substanzen*

Glukokortikoide werden bei inflammatorischen und immunologisch aktiven Krankheitsstadien (SÖNNICHSEN, 1988) in mittlerer Dosis über liminierte Zeiten (40–80 mg Prednisolon über 3–6 Wochen, 10–20 mg Prednisolon für 4 Monate bis zu 2 Jahren) angewandt, gelegentlich unterstützt von Azathioprin (50–100 mg/Tag) oder Cyclophosphamid. International werden auch Cyclosporin A und Plasmapheresen diskutiert. Nichtsteroidale Antiphlogistika wie Diclofenac-Na (RewodinaR, 75 mg/Tag) können zu erheblichen subjektiven Besserungen bei Arthralgien führen.

3. *Beeinflussung des Bindegewebsstoffwechsels*

Hier ist D-Penicillamin das Mittel der Wahl. Seine Dosis sollte vorsichtig nach 4–6 Wochen von 250 mg/Tag auf 375, 500, 625 (und 750 mg/Tag) angehoben werden. Die Nebenwirkungen sind sorgfältig zu kontrollieren. Penicillin (2mal 1 Mega Retacillin AR/Tag über 14–21 Tage) hat sich ebenfalls insbesondere zu Therapiebeginn in ödematösen Stadien bewährt. Es wirkt als Inhibitor der Prolylhydroxylase. Neuerdings wird auch γ-Interferon diskutiert, das den Kollagenstoffwechsel hemmen kann, aber ebenfalls erhebliche Nebenwirkungen verursacht (Influenza-ähnliche Bilder).

4. Basistherapie

Grundsätzlich werden warme Kleidung (Warmhalten der Extremitäten, insbesondere vor Verlassen der Innenräume), Minimierung von Verletzungen und physiotherapeutische Maßnahmen wie Unterwasser- und Bindegewebsmassagen empfohlen. Die Zuwendung zum Patienten, Aufklärung und psychische Führung sind unerläßlicher und unverzichtbarer Bestandteil einer jeden Therapie.

Zusammenfassung

In der Pathogenese der progressiven Sklerodermie spielen sich Veränderungen am Gefäßsystem ab (Wandfibrose, Devaskularisation), die vermutlich durch eine immunologisch über Mediatoren ausgelöste Aktivierung der Fibroblastenfunktion verursacht werden. Die hier aufgezeigten Vorgänge werden durch genetische Faktoren mit bestimmt. Erhöhungen der Immunkomplexe, β-Galaktosidaseaktivität und des N-Prokollagenpeptides im Serum sowie der Hexuronsäureausscheidung im Urin korrelieren mehr oder weniger gut mit der Aktivität und Ausdehnung der Erkrankung (Manifestation innerer Organe wie Gastrointestinaltrakt, Lunge, Herz und Niere). Die Bestimmung von Antikörpern gegen verschiedene Kernbestandteile (ANF, Anticentromer-, Antitopoisomerase-Antikörper) helfen bei der Einordnung der Krankheit hinsichtlich ihrer Subsets und Prognose.

Durch die Isolierung der ribosomalen RNA aus Hautbiopsien gelang in vivo mit gentechnologischen Methoden im Northern- und Dot-Blot der Nachweis, daß die mRNA nur für Kollagen Typ I, nicht aber für Kollagen Typ III, Kollagenase und Fibronektin erhöht ist. Diese selektive Hochregulation von Kollagen Typ I mRNA ist als Beweis der gesteigerten Synthese durch Fibroblasten anzusehen. In Monolayer-Fibroblastenkulturen wurde der differenzierte Einfluß verschiedener Zytokine (TGF β , IL-1, IFN) auf den Fibroblasten untersucht und gezeigt, daß der Fibroblast einer immunologischen Regulation unterliegt, die wahrscheinlich bei der PS gestört ist (immunologisch dysregulierte Fibrose). Schließlich scheint im Siliziumdioxid als der einzigen von zahlreichen Umweltsubstanzen mit PS nachahmendem Effekt ein ätiologisch gesicherter Trigger der PS-Pathogenese gefunden worden zu sein. Auf Grund epidemiologischer, klinischer, immunologischer Daten, Marker des Fibroblastenstoffwechsels und der Endothelzellfunktion wurde bewiesen, daß die nach Langzeitsiliziumdioxidexposition mit Silikose assoziierte PS mit der idiopathischen PS identisch und als Berufskrankheit anzuerkennen ist.

Die Therapie ist auf die Verbesserung der Durchblutung (Dextran, Corinfar[R],

Ralofect[R]), Hemmung entzündlicher Prozesse (Prednisolon, Azathioprin) und die Beeinflussung des Bindegewebsstoffwechsels (Penicillin, Penicillamin) ausgerichtet. Physiotherapeutische Maßnahmen und psychische Führung sind die unerläßliche Basis jeglicher Behandlung.

Literatur

[1] BLACK, C. M., K. I. WELSH, P. J. MADDISON, M. I. JAYSON, R. M. BERNSTEIN: HLA antigens, autoantibodies and clinical subsets in scleroderma. Br. J. Rheumatol. **23** (1984) 267–271.

[2] DUNCAN, M. R., B. BERMAN: Differential regulation of collagen, glycosaminoglycan, fibronectin, and collagenase activity production in cultured human adult dermal fibroblasts by interleukin 1-alpha and beta and tumor necrosis factor-alpha and beta. J. Invest. Dermatol. **92** (1989) 699–706.

[3] EARNSHAW, W., B. BORDWELL, C. MARINO, N. ROTHFIELD: Three human chromosomal autoantigens are recognized by sera from patients with anti-centromere antibodies. J. Clin. Invest. **77** (1986) 426–430.

[4] EMERIT, I., A. LEVY, E. HOUSSET: Sclérodermié généráliseé et cassures chromosomiques. Mise en évidence d'un „facteur cassant" dans le serum de malades. Ann. Genet. **16** (1973) 135–138.

[5] FLEISCHMAJER, R., J. S. PERLISH: Capillary alterations in scleroderma. J. Am. Acad. Dermatol. **2** (1980) 161–170.

[6] FLEISCHMAJER, R., J. S. PERLISH, M. DUNCAN: Scleroderma: a model for fibrosis. Arch. Dermatol. **119** (1983) 957–962.

[7] HAUSTEIN, U.-F.: Das Gefäßsystem bei der progressiven Sklerodermic. Dermatol. Mon. schr. **162** (1976) 721–725.

[8] HAUSTEIN, U.-F., K. HERRMANN, H. J. BÖHME: Pathogenesis of progressive systemic sclerosis. Int. J. Dermatol. **25** (1986) 286–293.

[9] HAUSTEIN, U.-F., V. Ziegler: Environmentally induced systemic sclerosis-like disorders. Int. J. Dermatol. **24** (1985) 747–757.

[10] HAUSTEIN, U-.F., V. ZIEGLER, K. HERRMANN, J. MEHLHORN, C. SCHMIDT: Silica-induced scleroderma. J. Amer. Acad. Dermatol. **22** (1990) 444–448.

[11] HERRMANN, K., U.-F. HAUSTEIN, H. J. BÖHME: Acid lysosomal hydrolases in systemic sclerosis and other connective tissue diseases. Br. J. Dermatol. **106** (1982[a]) 523–528.

[12] HERRMANN, K., U.-F. HAUSTEIN, I. LOHRISCH: Immunkomplexe bei der progressiven Sklerodermie. Dermatol. Mon. schr. 168 (1982[b]) 531–534.

[13] HERRMANN, K., M. HECKMANN, Martina KULOZIK, U.-F. HAUSTEIN, Th. KRIEG: Steady-state mRNA levels of collagens I, III, fibronectin and collagenase in skin biopsies of systemic scleroderma patients (eingereicht zur Publikation in J. Invest. Dermatol.)

[14] HERRMANN, K., J. SCHALLER, U.-F. HAUSTEIN, Ch. BALDAUF, St. KIESSIG: Lymphocytotoxic

autoantibodies in progressive systemic sclerosis. Arch. Dermatol. Res. **280** (1988) 399–404.

[15] HERRMANN, K., A. SCHINAGL, G. SCHINAGL et al.: Glykosaminoglykane bei der progressiven Sklerodermie. Dermatol. Mon.schr. **168** (1982c) 761–765.

[16] HERRMANN, K., E. SCHULZE, M. HECKMANN, I. SCHUBERT, M. MEURER, V. ZIEGLER, U.-F. HAUSTEIN, J. MEHLHORN, TH. KRIEGER: Type III collagen aminopeptide and laminin P I levels in serum of patients with silicosis-associated and idiopathic scleroderma. Br. J. Dermatol. **123** (1990) 1–7.

[17] INOSHITA, T., T. L. WHITESIDE, G. P. RODNAN et al.: ABNORMALITIES of T lymphocyte subsets in patients with progressive systemic sclerosis (PSS scleroderma). J. Lab. Clin. Med. **97** (1981) 264–277.

[18] KAHALEH, M. B., SCHARSTEIN, K. K., E. C. LEROY: Enhanced platelet adhesion to collagen in scleroderma. Effect of scleroderma plasma and scleroderma platelets. J. Rheumatol. **12** (1985) 468–471.

[19] KAHALEH, M. B., G. K. Sherer, E. C. LE ROY: Endothelial injury in scleroderma. J. Exp. Med. **149** (1979) 1326–1335.

[20] KRIEG, Th., M. MEURER: Systemic scleroderma. J. Am. Acad. Dermatol. **18** (1988) 457–481.

[21] LEROY, E. C., C. BLACK, R. FLEISCHMAJER, St. JABLONSKA, Th. KRIEG, A. MEDSGER, N. ROWELL, F. WOLLHEIM: Scleroderma (systemic sclerosis): classification, subsets and pathogenesis. J. Rheumatol. **15** (1988) 202–205.

[22] LORIE, J. S., P. S. KALLEN, I. H. LOPEN et al.: Decreased autologous mixed lymphocyte reaction (AMLR) in progressive systemic scleroderma (PSS). Arthritis Rheum. **24** (1981) 91–97.

[23] MEDSGER, T. A., A. T. MASI: The epidemiology of systemic sclerosis (scleroderma). Ann. Int. Med. **74** (1971) 714–721.

[24] MORSE, J. H., B. S. BODI: Autologous and allogeneic mixed lymphocyte reactions in progressive systemic sclerosis. Arthritis Rheum. **4** (1982) 390–395.

[25] PADGETT, R. A., S. M. MOUNT, J. A. STEITZ, P. A. SHARP: Splicing of messenger RNA precursors is inhibited by antisera to small nuclear ribonucleoprotein. Cell **35** (1983) 101.

[26] REIMER, G.: Zellkernantigene bei systemischen Autoimmunkrankheiten: Molekulare Charakteristika und klinische Bedeutung. Zent. bl. Haut-Geschlechtskrankh. **153** (1987) 789–800.

[27] RUSTIN, M. H. A., HELEN A. BULL, S. J. MACHIN, O. KORO, PAULINE M. DOWD: Serum from patients with Raynaud's phenomenon inhibits prostacyclin production. J. Invest. Dermatol. **89** (1987) 555–559.

[28] RUSTIN, M. H. A., HELEN A. BULL, V. ZIEGLER, J. MEHLHORN, U.-F. HAUSTEIN, P. J. MADDISON, J. JAMES and PAULINE M. DOWD: Silica-associated systemic sclerosis is clinically, serologically and immunologically indistinguishable from idiopathic systemic sclerosis (im Druck)

[29] SCHARFETTER, K., B. LAUKAT-BUTTGEREIT, Th. KRIEG: Localization of collagen mRNA in normal and scleroderma skin by in-situ hybridization. Europ. J. Clin. Invest. **18** (1988) 9–17.

[30] SHERO, J. H., N. F. BORDWELL, N. F. ROTHFIELD, W. C. EARNSSHAW: High titers of auto-

antibodies to topoisomerase I (Scl-70) in sera from scleroderma patients. Science **231** (1986) 737–740.

[31] SÖNNICHSEN, N.: Entzündliche Bindegewebserkrankungen – Neuere Erkenntnisse für die Diagnostik und Therapie in der Praxis. Dermatol. Mon.schr. **174** (1988) 377–385.

[32] SPIERA, H.: Scleroderma after silicone augmentation mammoplasty. J. Am. Med. Assoc. **260** (1988) 236–238.

[33] WINKELMANN, R. K.: Pathogenesis and staging of scleroderma. Acta Dermato-Venereol. **56** (1976) 83–92.

[34] ZIEGLER, V., U.-F. HAUSTEIN, J. MEHLHORN, HELGA MÜNZBERGER, HANNELORE RENNAU: Quarzinduzierte Sklerodermie – Sklerodermie-ähnliches Syndrom oder echte progressive Sklerodermie? Dermatol. Mon.schr. **172** (1986) 86–90.

[35] ZIEGLER, V., J. KEYN, J. MEHLHORN, D. KIPPING, U.-F. HAUSTEIN: Quarznachweis in Sklerodermiehaut. Dermatol. Mon.schr. **174** (1988) 688–689.

[36] ZIEGLER, V., D. KIPPING, K. HERRMANN, U.-F. HAUSTEIN, K. LÖSCHKE: Quarz – seine Relevanz für die Dermatologie. Dermatosen i. Beruf u. Umwelt **35** (1987) 199–204.

[37] ZIEGLER, V., H. KÖPPING, H. MÜNZBERGER, U.-F. HAUSTEIN, K. LÖSCHKE: Arbeitsmedizinische Aspekte der progressiven Sklerodermie. Wiss. Z. Karl-Marx-Universität Leipzig **30** (1981) 478–482.

[38] ZIEGLER, V., J. MEHLHORN: Quarz als Ursache einer progressiven Sklerodermie. In: Berufsekzeme. Hrsg. J. Zelger, Verlag Wilhelm Maudrich, Wien–München–Bern, 1989, pp. 90–94.

[39] ZIEGLER, V., W. PAMPEL, E. ZSCHUNKE, H. MÜNZBERGER, W. MÄHRLEIN, H. KÖPPING: Kristalliner Quarz – (eine) Ursache der progressiven Sklerodermie? Dermatol. Mon.schr. **168** (1982) 308–401.

Bei Fragen zur Produktsicherheit wenden Sie sich bitte an:
If you have any questions regarding product safety,
please contact:

Walter de Gruyter GmbH
Genthiner Straße 13
10785 Berlin
productsafety@degruyterbrill.com